$\mathcal{SS}$ 1844

NOUVEAU TRAITEMENT

DE LA

PHTHISIE PULMONAIRE

PAR L'HOMOEOPATHIE.

TOULOUSE. — TYP. L. HÉBRAIL, DURAND ET Cⁱᵉ.

NOUVEAU TRAITEMENT

DE LA

PHTHISIE PULMONAIRE

PAR L'HOMŒOPATHIE

PRÉCÉDÉ D'UNE ÉTUDE SUR HAHNEMANN

PAR

Le Dr Louis SÈBE.

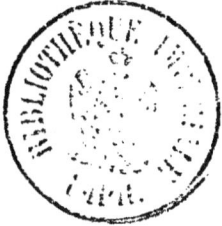

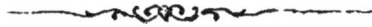

———◦◦◦———

TOULOUSE
F. GIMET, LIBRAIRE-ÉDITEUR
66, rue des Balances, 66
—
1866

ÉTUDE SUR HAHNEMANN

L'homme qui naquit à Meissen, petite ville de la Saxe, le 10 avril 1755 et mourut à Paris le 2 juillet 1843, Samuel Hahnemann, est un de ceux qui ont le plus fait pour la science médicale et pour l'humanité.

Voué de bonne heure à l'étude de l'art de guérir, Hahnemann y apporta l'ardeur et la ténacité qui semblent un des traits distinctifs de cette illustre race de savants d'outre-Rhin.

La connaissance des principaux dialectes de l'Europe occidentale lui permit de se créer un fonds d'érudition que bien peu de médecins ont dû égaler et qui n'a peut-être été surpassé par aucun. C'est ainsi qu'il pouvait lire Sydenham et Cullen en anglais, Baglivi, Sarcone et Ramazzini en italien, Baillou et Bichat en français, tandis qu'il commentait les textes primitifs d'Hippocrate, de Galien, et qu'il puisait à pleines mains dans les écrits des grands médecins de la Prusse et de l'Allemagne.

Mais ce beau zèle devait bientôt se refroidir au contact des premiers malades qu'il aurait à traiter.

Entre la science purement spéculative et la pratique de la médecine, il y a une immense distance, qui ne laisse pas de jeter quelque embarras dans la situation morale du médecin au moment d'agir. La corrélation qui existait entre le remède et la maladie paraissait à Hahnemann si peu fondée, si obscure, si incertaine, qu'il ne formulait qu'à regret, et que cet instant était pour lui plein d'angoisses terribles.

C'est en vain qu'il faisait appel à ses livres, à sa mémoire prodigieuse, il n'y rencontrait que des faits disparates qui se neutralisaient. Dans le court espace de quelques années, la thérapeutique subissait des transformations si étranges, que le remède qui était bon la veille semblait ne plus l'être le lendemain. Le peu d'accord qui régnait chez des hommes professant les mêmes principes, le manque complet de suite dans les idées, étaient bien faits pour alimenter les tergiversations d'un esprit logique comme celui du père de l'homœopathie. Et qui oserait lui faire un crime de ses perplexités?

Hahnemann est-il le seul à être frappé de l'incohérence des idées thérapeutiques? Son opinion sur la matière médicale n'a-t-elle pas trouvé un puissant écho même dans le camp de ses adversaires?

Écoutez ces lignes de Bichat : « La matière médicale est de toutes les sciences physiologiques celle où se peignent le mieux les travers de l'esprit humain; ce n'est même point une science, mais bien plutôt un assemblage informe d'idées inexactes, de moyens illusoires, de formules aussi bizarrement conçues que fastidieusement formulées. On dit que la pratique de la médecine est rebutante; je dis plus, elle n'est pas, sous certain rapport, d'un homme raisonnable, quand on puise les principes dans la plupart de nos matières médicales. » Au lieu de la plupart, c'est toutes qu'aurait dû dire Bichat; mais il est facile d'apprécier le sentiment qui a retenu sa plume, et quelle accusation inouïe il lançait avec ce mot contre tous les médecins de son temps! Il ne sera pas inutile de rapprocher de cette manière de voir celle du professeur Rostan sur la même matière :

« Aucune science humaine, dit-il, n'a été et n'est encore infestée de plus de préjugés. Chaque dénomination de classe de médicaments, chaque formule même est, pour ainsi dire, une erreur... Un formulaire (c'est le Codex) qui a paru récemment, nous apprend à faire des potions incisives, des loochs verts, des hydragogues, des emménagogues, des résolutifs, des détersifs, des antiseptiques, des antihystériques, etc., etc.; un autre, des apozèmes laxatifs, sudorifiques, un baume acoustique, un baume de vie, un baume ophthalmique, etc... Je m'arrête, ajoute l'illustre praticien, je n'ai parcouru que deux pages du formulaire Magistral. Est-il possible de n'être pas rebuté par ces *dégoûtantes absurdités?* Nous pensons que ces sottises surannées doivent être renvoyées au quinzième siècle. »

Nous pourrions multiplier ces citations en les prenant toujours aussi haut ; mais en voilà assez.

Hahnemann sortit donc de ces premières épreuves complétement découragé. Désespérant de l'utilité de son art, il renonçait quelque temps après à l'exercice de la médecine, plutôt que de le continuer dans d'aussi tristes conditions.

C'est dans les heures de recueillement qui suivirent cette noble détermination, qu'il songea sérieusement à tracer des voies nouvelles à l'art de guérir.

Il comprit bien vite que ce qui avait éloigné la vérité de la médecine, était l'abus fatal, obstiné, de l'hypothèse, et que l'observation pure et simple de la nature pourrait seule la ramener.

Le médicament fut l'objet de ses premières investigations. Avant même que l'expérience n'eût éclairci tous ses doutes, Hahnemann avait soupçonné dans le médicament une réelle individualité.

Depuis longtemps déjà, le médicament vivait d'une vieille réputation, dont les titres étaient perdus ou bien égarés. Personne ne songeait à lui faire son procès. Il était de si bonne composition et se montrait si pressé de revêtir la livrée des nouveaux systèmes! Il est vrai que constater la valeur réelle du médicament n'était pas une entreprise facile.

En effet, existait-il un procédé connu pour apprécier son action spéciale, *toute son action, rien que son action?* L'analyse chimique avait déplacé la question sans la résoudre; l'épreuve clinique était pleine d'erreurs et d'obscurités impénétrables.

C'est ici que se place une des inspirations les plus heureuses de Hahnemann. Il importe peu de savoir, au juste, si l'idée d'appliquer l'épreuve physiologique à l'étude du médicament lui appartient proprement, ou s'il l'a puisée ailleurs que chez lui;

toujours est-il qu'il fut le premier à l'employer, et que le magni-
fique développement qu'il lui a donné a fait désormais de ce
moyen d'investigation la source la plus pure et la plus féconde
des connaissances médicales.

*La manière dont les médicaments agissent sur le corps de l'homme,
lorsqu'il se trouve dans l'assiette tranquille de la santé,* pour me
servir de ses propres expressions, fut toute une révélation.

Ce que l'illustre Allemand dépensa de patience, de sagacité, de
travail et de forces, dans ces nouvelles études, est incroyable.
Hahnemann, c'est le génie de l'observation; il pousse l'exacti-
tude jusqu'au scrupule, la conscience jusqu'à la religion.

La thérapeutique date de lui, comme la pathologie date d'Hippocrate, avec cette différence que Hahnemann a été seul pour
construire un monument que trente générations d'Asclépiades
mirent des siècles à édifier.

Cependant toutes ces acquisitions précieuses pour la science
n'auraient pas suffi à fixer le rôle du médicament dans la maladie
sans la découverte de la loi de similitude.

La loi des semblables est venue donner un sens à la matière
médicale. C'est grâce à elle que Hahnemann a pu mener à bonne
fin son œuvre colossale.

Le *similia similibus* est l'esprit qui anime ce vaste ensemble
et qui prête une signification sérieuse à des détails qui ont pu
paraître puérils. C'est encore la loi homœopathique qui rattache
directement à l'art de guérir les matériaux réunis par Hahnemann
au moyen de l'expérimentation pure.

Tout le monde sait que cette loi consiste dans un rapport de
similitude entre les effets physiologiques du médicament et les
symptômes de la maladie.

De tous les spécifiques connus de l'ancienne médecine, le
quinquina est celui dont l'efficacité offrait le moins de doutes,
était la plus rapide dans ses résultats. La plupart des fièvres in-
termittentes étaient sûrement guéries par l'emploi de cet agent
médicamenteux. Il s'agissait de savoir pourquoi.

Les vertus toniques, fébrifuges, antiseptiques, antimiasma-

tiques, que l'on attribuait au quinquina, ressemblaient trop à
l'explication que donne Molière de l'opium, pour arrêter un instant Hahnemann. Il résolut de l'expérimenter sur lui-même, et
il ne tarda pas à se convaincre de la cause réelle de la spécifi-
cité de cette substance, en éprouvant *un accès de fièvre intermit-
tente*. Le problème était résolu. La valeur thérapeutique d'un
médicament était tout entière dans le rapport de similitude qui
existe entre les effets qu'il détermine chez l'homme en santé et
les symptômes de la maladie.

Cette découverte, on l'a dit souvent, est pour la médecine ce
que fut pour l'astronomie la découverte des lois de la pesan-
teur.

Armé de ce flambeau, Hahnemann a parcouru tout le vieil
arsenal thérapeutique des temps passés et a pu procéder au net-
toyage tant souhaité de ces autres étables d'Augias.

C'est dans la matière médicale, créée par l'*expérimentation
pure* et éclairée par la loi homœopathique, que l'on peut voir
l'explication de ces guérisons étonnantes recueillies par la tradi-
tion et que nos devanciers admiraient sans les comprendre. Ces
merveilleuses exceptions sont rentrées dans la règle commune
pour n'en plus sortir.

Non-seulement le rapport de similitude explique tout, mais
encore il permet de tout prévoir, et ce n'est pas un mince avantage quand il s'agit de cette chose délicate et précieuse qui s'ap-
pelle la vie humaine. Une épidémie de scarlatine ravage une
partie de l'Allemagne et met en défaut tout le bagage scientifique des médecins, qui hésitent, tâtonnent, expérimentent en
pure perte; Hahnemann désigne la belladone comme spécifique
de cette maladie, à cause des rapports de similitude qui existent
entre elles, et les guérisons ne cessent de se multiplier, au point
que Hufeland ne craint pas de patronner ce nouvel agent et d'en
enrichir la thérapeutique. La belladone est encore, à cette heure,
le meilleur médicament pour guérir et conjurer la fièvre
scarlatine.

Personne n'ignore l'émotion terrible qui s'empara de tout le monde, médecins et malades, lors de la première apparition du choléra en France, en 1832. Hahnemann était notre hôte depuis déjà quelques années, mais, éloigné momentanément de Paris, il ne connut le fléau tout d'abord que par la peinture que lui en firent quelques disciples justement alarmés. Cela lui suffit cependant pour tracer le traitement homœopathique du choléra, et, malgré toutes les recherches, les expériences de tout genre, les prétendues découvertes proclamées à chaque réapparition de cette cruelle épidémie, on n'a pas encore trouvé de meilleurs spécifiques que le cuivre et l'arsenic.

Nous nous garderons bien de prétendre que ce sont les seuls et que le traitement du choléra s'arrêtera toujours là, mais ce que d'ores et déjà nous pouvons prédire, c'est que si l'on découvre un nouveau médicament plus efficace que le cuivre, l'arsenic et l'ellébore blanc dans le choléra, les effets physiologiques de ce médicament seront en rapport de similitude avec les symptômes de cette maladie.

Telles sont les parties essentielles, les plus saillantes de l'œuvre de Hahnemann. Toute l'homœopathie y est contenue. Tant que les coups de ses adversaires ne se porteront pas de ce côté, tant qu'ils ne parviendront pas à l'ébranler, la lutte ne sera pas sérieuse, car c'est la tête et le cœur de la doctrine hahnemanienne.

Les doses infinitésimales, loin d'être l'homœopathie elle-même, comme le croient le vulgaire et les demi-savants, ont une existence propre, indépendante, et pourraient sans danger pour aucune vivre séparées.

La dynamisation du médicament et l'infinitésimalité des doses appartiennent à la grande question des forces et de la matière, et touchent aux points les plus élevés de la philosophie naturelle.

En descendant à l'infini l'échelle posologique, Hahnemann n'a eu en vue que l'imitation pure et simple de la nature, qui procède, dans la génération des maladies, par des quantités inappréciables aux réactifs les plus sensibles, aux instruments les plus délicats.

Il a cherché à donner au médicament la forme miasmatique pour l'opposer au miasme morbide, et qui pourrait dire qu'il n'a pas atteint son but!

Dans cette course vers l'impalpable, Hahnemann s'est montré aussi grand artiste que la nature; il est allé peut-être aussi loin qu'elle, puisque, lancé au-delà du monde microscopique, il a atteint des régions à peine entrevues par le rêve.

Que l'homœopathie admette ou rejette les doses infinitésimales, peu importe; mais qu'elle pèse mûrement les conséquences de sa décision et qu'elle se garde de sacrifier son jugement à une coupable condescendance.

Que les disciples de Hahnemann ne se laissent point émouvoir par ce naïf étonnement qu'affectent ses adversaires en présence des doses infinitésimales, non plus que par leur optimisme pour un état de choses justement flétri par la parole puissante de Bichat; il suffit de jeter un coup d'œil sur le mouvement médical actuel pour se convaincre de l'influence qu'exerce sur lui la réforme hahnemanienne. Non-seulement l'expérimentation physiologique est effrontément exploitée par des gens qui jettent la pierre à Hahnemann, elle est aussi la source de presque toutes les prétendues découvertes thérapeutiques d'aujourd'hui. Quant aux doses infinitésimales, elles ont porté le dernier coup aux excès médicamenteux et mis en honneur les gouttes, les milligrammes et les granules, qui ne sont autres qu'une contrefaçon des globules de Hahnemann.

Encore un pas de plus dans cette voie, et la transformation du vieil édifice médical ne peut manquer de s'accomplir.

En résumé, l'homœopathie est venue porter à la médecine un secours qu'elle réclamait à grands cris depuis longtemps, car les paroles que nous avons citées au commencement de cette étude ne sont qu'un écho des plaintes des médecins les plus éclairés de tous les siècles.

En débrouillant le chaos de la matière médicale, en substituant l'ordre à cette confusion regrettable, en donnant aux indications thérapeutiques la loi qui lui manquait, l'homœopathie répond aux vœux les plus ardents de tous les hommes impartiaux.

Nous ne sommes plus à ces époques où l'hypothèse donnait à vivre à toutes les sciences; aujourd'hui elles en meurent. La médecine officielle n'a plus qu'à choisir : ou disparaître dans le monde conjectural avec le galénisme, ou vivre dans le monde scientifique avec l'homœopathie.

NOUVEAU TRAITEMENT

DE LA

PHTHISIE PULMONAIRE

PAR L'HOMŒOPATHIE.

La phthisie pulmonaire est l'état de consomption qui accompagne la présence et l'évolution des tubercules dans le tissu du poumon. Une toux qui dure depuis longtemps doit toujours donner l'éveil sur l'existence des tubercules pulmonaires, surtout si le malade maigrit ; le crachement de sang augmente encore les probabilités de la phthisie. Mais ce qui lèvera tous les doutes, c'est l'auscultation de la poitrine. Au moyen du sthéthoscope ou même de l'oreille appliquée sur les parois de la poitrine, on peut suivre pas à pas les progrès de cette terrible maladie, soit dans le sens de l'aggravation, soit dans celui de la guérison.

On divise généralement la phthisie en trois degrés ou périodes, auxquels correspondent des symptômes et des signes physiques qui indiquent l'état actuel de la maladie.

Dans le premier degré, le tubercule est dit à l'état de crudité, c'est-à-dire qu'il est dur et s'écrase assez difficilement sous le doigt. Suivant qu'il est isolé ou aggloméré dans le tissu pulmonaire, la percussion rend un son plus ou moins mat. Quant à l'auscultation, elle fait entendre une augmentation du bruit expiratoire et de légers craquements secs. Le plus souvent ces signes ne sont perçus qu'à la partie supérieure de la poitrine, à la région sous-claviculaire, en avant, ou sous-scapulaire, en arrière. Une petite toux sèche, quelques douleurs thoraciques, de l'amaigrissement et des hémoptysies plus ou moins abondantes sont le cortége symptomatique de cette première période.

Dans le second degré, les tubercules se ramollissent, et l'espace qu'ils occupaient dans le poumon se vide, laissant après lui des excavations connues sous le nom de cavernes.

L'auscultation fait alors entendre un craquement humide ou râle muqueux, et la percussion, suivant que la caverne est pleine de matière tuberculeuse ou qu'elle est vide, accuse un son mat ou un bruit de pot fêlé. C'est aussi quelquefois vers la fin de cette seconde période que l'on constate le phénomène sthéthoscopique connu sous le nom de *pectoriloquie*, qui est le résultat du retentissement de la voix dans les cavernes pulmonaires. La toux est plus fréquente et plus grasse, l'expectoration abondante, les crachats grisâtres ou verdâtres, la dyspnée plus considérable ; la fièvre s'allume, et la diarrhée apparaît de temps en temps. Les femmes voient alors disparaître leurs règles.

A vrai dire, il n'y a que ces deux périodes, car la troisième, ne présentant pas de nouveaux symptômes, pourrait être considérée comme la continuation de la seconde, avec aggravation progressive.

Quelquefois une maladie intercurrente vient terminer brusquement cette scène pathologique. Quand il ne survient aucune complication, le malade voit tous les jours diminuer ses forces sous l'influence de la fièvre, des sueurs et de la diarrhée, et finit par s'éteindre dans le marasme et une asphyxie lente.

On ignore absolument encore aujourd'hui les causes réelles de la phthisie. Quant aux circonstances qui favorisent le développement de cette maladie, elles sont très nombreuses, et l'on peut dire que c'est tout ce qui tend à diminuer l'énergie vitale de l'individu.

La phthisie est-elle héréditaire ? Est-elle aussi contagieuse ? La phthisie n'est pas nécessairement héréditaire, mais elle crée des prédispositions plus ou moins prononcées qui favorisent diversement le développement de cette maladie.

Relativement à la contagion, c'est-à-dire à la transmission par contact de la phthisie, nous pensons, d'après plusieurs exemples, qu'elle existe, mais dans des limites très restreintes. La transmission ne peut s'opérer que dans une phthisie complétement développée, lorsque le malade est dans un état de colliquation, que la diarrhée s'écoule à flots et qu'il exhale des torrents de sueur. Il faut, en outre, qu'il y ait contact prolongé et une sorte de cohabitation, comme, par exemple, entre mari et femme.

La conséquence de l'admission de ce principe est facile à déduire : c'est qu'il faut signaler les dangers auxquels s'exposent les personnes qui vivent avec des phthisiques arrivés à la seconde période, et leur conseiller les mesures que réclament leur sécurité.

TRAITEMENT ALLOPATHIQUE.

Avant de parler du traitement de la phthisie par l'homœopathie, disons quelques mots de celui qui est employé par l'école allopathique. Ce dernier se réduit actuellement aux moyens suivants : les eaux minérales, l'huile de foie de morue.

Nous ne dirons rien du *traitement rationnel* qui accompagne quelquefois l'usage de ces substances, parce qu'on tend généralement à l'abandonner pour se tourner tout à fait du côté des spécifiques (1). Les eaux minérales sont un puissant moyen thérapeutique dont on eût pu tirer un grand parti dans le traitement des maladies chroniques, si l'on avait su le manier. Malheureusement, il en est des eaux minérales, comme de l'opium et de la digitale. Après 2000 ans, l'ancienne école ne sait pas encore au juste si l'opium fait dormir ou entretient la veille, et si la digitale accélère ou retarde la circulation du sang.

Il ne faut pas se le dissimuler, l'épreuve pathologique et clinique employée exclusivement par la médecine des contraires a rendu insolubles les problèmes thérapeutiques les plus simples.

(1) Il est difficile de se représenter aujourd'hui à quelle fureur médicinale les malheureux phthisiques d'autrefois étaient condamnés, au nom de nous ne savons quels raisonnements spécieux, et combien de jours ont dû abréger ces pratiques funestes! Saignées, diète rigoureuse, vésicatoires et cautères à la poitrine et sur les membres, moxas, sétons, boissons et tisanes, sirops et pâtes de toute espèce, loochs, potions, etc.; ajoutez un cortège interminable de précautions puériles, vexatoires; et tout cela, hélas! en pure perte.

L'épreuve physiologique est la seule qui puisse faire disparaître ces dangereux *quiproquos* que l'on rencontre à chaque pas dans l'étude de la matière médicale, et rendre à chaque médicament sa valeur vraie.

Les eaux minérales n'occuperont comme médicament le rang important qu'elles méritent, que lorsqu'on aura appliqué à leur étude le procédé hahnemannien (l'expérimentation pure) (1). Si l'on s'obstine à repousser systématiquement ce précieux moyen d'investigation, c'est se vouer éternellement à l'obscurité et à l'erreur, ou, ce qui pis est, ouvrir, comme aujourd'hui, la p rte à toutes les divagations de la fantaisie et aux réclames les plus éhontées du mercantilisme.

Ne nous demandons pas, après cela, quels sont les heureux effets produits par les eaux minérales entre les mains de l'allopathie. Ils se trouvent absolument sous la dépendance des combinaisons du hasard, et si vous ajoutez que cette arme thérapeutique n'est rien moins qu'innocente, mais bien au contraire très énergique, et que la routine veut qu'on en use largement, sans discrétion, vous vous ferez une idée des dangers auxquels sont exposés les malades qui suivent un traitement hydrologique.

La médication par l'iode, le brôme, résulte de l'assimilation que l'on a faite de la phthisie à la scrofule.

L'huile de foie de morue, forme sous laquelle se poursuit ordinairement le traitement iodé, est considérée par quelques-uns comme un aliment médicamenteux, lequel répond par ses deux côtés aux indications principales de la phthisie.

Ce raisonnement doit satisfaire complétement la conscience du médecin hippocratiste; car, malgré que ce moyen n'ait jamais guéri personne, malgré qu'il n'ait procuré que de problématiques soulagements, il n'en persiste pas moins à recourir à l'huile de foie de morue toutes les fois qu'il a à traiter un poitrinaire.

---

(1) On pourrait déjà citer quelques travaux remarquables exécutés d'après ces vues. Il est seulement regrettable que l'école homœopathique ne déploie pas, dans cette étude, une plus grande activité, qui lui permettrait de s'approprier définitivement la médication hydrologique, laquelle relève plus directement qu'on ne le pense, en général, de la doctrine des semblables.

Nous allons maintenant passer en revue les divers médica-ments employés par l'homœopathie dans le traitement de la phthi-sie pulmonaire. Qu'on ne s'étonne pas de leur si grande variété. Il en est des maladies, même les mieux caractérisées, comme de la physionomie humaine, des nuances incalculables distinguent celles qui se ressemblent le plus.

Les spécifiques qui répondent à tous les symptômes d'une ma-ladie ainsi qu'à toutes ses phases, sont extrêmement rares, très peu de maladies ont le privilége d'en avoir. La phthisie est-elle destinée à avoir un jour son médicament spécifique? Il faut le souhaiter, car, jusqu'à présent, il est absolument inconnu.

C'est pourquoi, privés de l'agent qui détruit en bloc, il est né-cessaire de multiplier ses ressources pour attaquer la maladie dans tous ses détails et toutes ses diverses manifestations. C'est l'application la plus heureuse de la *Méthode analytique* inventé par *Barthez*.

TRAITEMENT HOMŒOPATHIQUE.

Les principaux éléments que la thérapeutique a à combattre dans la phthisie sont les suivants : *la diathèse tuberculeuse, l'hé-moptysie, la toux et l'expectoration, dyspnée, la fièvre, les sueurs, la diarrhée.*

CONTRE LA DIATHÈSE TUBERCULEUSE, on recom-mande **baryta, calcarea, ferrum, kali carbonicum, carbo vegetabilis, lycopodium, pulsatilla, silicea, phosphorus, sulphur.**

Baryta, lorsque la scrofule est liée à la tuberculisation pul-monaire.

Calcarea carbonica, chez les enfants, dans le cas où la phthisie est sous la dépendance d'une atrophie mésentérique; chez les jeunes gens sujets à des congestions, aux hémorrhagies nasales; chez les femmes, dont les règles sont trop abondantes.

Ferrum, dans un état d'anémie ou de chlorose; après des pertes d'humeurs, alterné avec **china.**

Carbo vegetabilis, dans une phthisie où les symptômes de faiblesse sont prédominants.

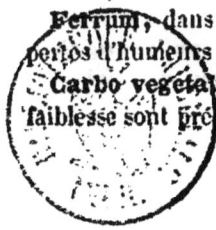

Kali carbonicum, dans le premier degré de la phthisie. On l'alterne utilement avec *calcarea*.

Lycopodium, lorsque la phthisie se déclare à la suite d'une pneumonie.

Pulsatilla, principalement chez les enfants et chez les femmes, lorsque la phthisie s'est produite sans hémoptysies.

Phosphorus. Le phosphore est, avec *calcarea, kali c.* et *silicea*, le principal agent contre la diathèse tuberculeuse. Il convient aux deux périodes de la phthisie, mais surtout à la première.

Silicea, s'alterne utilement avec le phosphore.

Sulphur, dans toutes les formes de la phthisie.

CONTRE L'HÉMOPTYSIE, suivant qu'elle se produira avec fièvre ou sans fièvre, on emploiera **aconitum** ou **arnica** (1). Il est souvent utile de les alterner.

Arsenicum, après *aconit*, lorsque celui-ci ne suffit pas, et que l'hémorrhagie devient plus violente. On le donne aussi utilement dans l'hémoptysie chronique.

China, lorsque le malade a déjà perdu beaucoup de sang et qu'il a comme des faiblesses.

Ipecacuanha, dans le même cas que *china* et quand le malade a des nausées continuelles. Son action est salutaire après *acon.* et après *arsen*.

Nux vomica, chez les personnes d'un tempérament vif et colérique; dans une hémoptysie qui suit la disparition d'un flux hémorroïdal.

Pulsatilla, dans l'expectoration d'un sang noir et par caillots, lorsque l'hémoptysie se montre à la suite de la cessation des règles.

Sulphur, chez les hémorroïdaires; on peut l'alterner avec *ars.* pour prévenir les récidives.

---

(1) 6 ou 7 globules de la 6ᵐᵉ ou 3ᵐᵉ dilution, mêlés dans 8 cuillerées d'eau. On en prendra, suivant la violence de l'hémorrhagie, 1 cuillerée toutes les trois heures, deux heures, toutes les heures et même toutes les demi-heure. Aussitôt que l'amélioration se traduira, on mettra entre chaque prise des intervalles de plus en plus grands.

Cette manière de choisir la dilution du médicament et de le prendre ne regarde que les hémoptysies actives; dans les hémoptysies chroniques, on se conduira d'après les avis que nous donnons à la fin du traitement.

CONTRE LA TOUX, LA DYSPNÉE, LA NATURE DE L'EXPECTORATION, les principaux médicaments, sont : **arsenicum, calcarea, carbo-vegetabilis, causticum, dulcamara, lachesis, silicea, staphysagria, phosphoricum acidum, sulphur.**

Arsenicum, contre une toux sèche qui revient tous les jours. Quand il y a expectoration, elle est purulente, verdâtre ou grise. Il y a des symptômes d'asthme; convient surtout aux vieillards.

Calcarea carbonica, dans les mêmes cas que *arsenicum,* réussit mieux chez l'enfant et l'adulte que chez le vieillard. Médicament essentiel.

Carbo-vegetabilis. Toux spasmodique avec enrouement; la toux s'aggrave par le froid; l'expectoration est purulente et de mauvaise odeur. Essentiel pour l'enrouement chronique et l'emphysème.

Causticum. Toux opiniâtre, sèche et courte; douleur d'excoriation dans la poitrine. Pendant la toux, les urines s'échappent involontairement.

Dulcamara. Toux grasse; forte oppression de poitrine. Les symptômes de catarrhe dominent.

Lachesis. La moindre pression sur la gorge provoque la toux; le malade ne peut rien supporter autour du cou. La poitrine est endolorie jusque dans les épaules. Expectoration difficile; grande salivation.

Silicea. Toux violente avec expectoration de pus. Quelquefois la toux est creuse avec expectoration de sang. Haleine courte, sensation d'étouffement.

Staphysagria. Toux avec expectoration de mucus jaunâtre et puriforme; douleurs d'excoriation au sternum, avec affluence d'eau dans la bouche. Les urines s'échappent involontairement en toussant.

Phosphoricum acidum. Toux sèche, le soir, avec enrouement; expectoration jaunâtre le matin. Oppression crampoïde de la poitrine.

Sulphur, contre la toux sèche chronique, qui resserre la poitrine et provoque des envies de vomir; dans la toux nocturne, qui ôte le sommeil. Le soufre peut s'intercaler avec avantage entre presque tous les médicaments. Il faut le faire précéder d'une dose de *mercurius*, suivant le conseil de Hahnemann.

CONTRE LA FIÈVRE HECTIQUE, le principal médicament est **arsenicum**; on le donnera une ou deux fois par jour, à la dose de deux globules de la 30ᵐᵉ, 12ᵐᵉ, 6ᵐᵉ dilution, commençant par la dilution la plus élevée, et passant, au bout de quelques jours, à des dilutions inférieures. Indépendamment de son action fébrifuge, l'arsenic, à ces doses homœopathiques, exerce une action des plus salutaires sur les voies digestives. Ce médicament, bien manié, est d'un secours extrêmement précieux dans le traitement de la phthisie.

Sulphur est ici, plus qu'ailleurs, un utile intercurrent. De temps en temps, une dose unique suffit pour rendre à l'arsenic son énergie primitive, et activer le travail réparateur.

China et **Ipecacuanha** s'adressent à des états fébriles moins complets et surtout moins profonds. Chaleur passagère; mains brûlantes, etc.

CONTRE LES SUEURS ET LA DIARRHÉE CHEZ LES PHTHISIQUES. Il est à peine besoin de faire remarquer que tous les médicaments qui agissent sur la fièvre hectique, agissent, par contre-coup, sur les sueurs nocturnes et matutinales des poitrinaires. C'est ainsi que **arsenicum** et **china**, en diminuant le mouvement fébrile, arrêtent l'écoulement de la sueur.

Dans les sueurs nocturnes qui ne sont pas liées à l'élément fébrile, ou qui ne sont pas en rapport avec son peu d'intensité, dans celles qui dépendent surtout d'une faiblesse radicale du malade, les médicaments que l'on doit administrer seront choisis parmi les suivants : *calcarea, mercurius, nux vomica, phosphorus* et *phosphoricum acidum, stannum*. Quant à la diarrhée, les médicaments les mieux appropriés sont encore : *arsenicum, china, phosphoricum acidum* et *sulphur*.

Nota. Afin de prévenir de fastidieuses répétitions, nous nous sommes abstenu de noter, à propos de chaque médicament, la dose et la dilution, ainsi que la manière de le prendre. A part les exceptions, sur lesquelles nous nous sommes arrêté, et qui sont peu nombreuses, la meilleure manière d'employer les médicaments dans la phthisie pulmonaire consiste :

1° A les choisir dans les dilutions élevées, la 24ᵐᵉ et la 30ᵐᵉ, par exemple ;

2° Le plus souvent à l'état de globules et non pas de gouttes ;

3° Les personnes faibles et délicates prendront le médicament en globules, à sec (2 globules le matin et 2 globules le soir, une heure, au moins, avant de rien boire ni manger) ;

4° Les autres pourront le prendre en potion. En général, il est bon de ne préparer les potions, dans les maladies chroniques, que pour un usage de quatre jours, sauf à les renouveler au bout de ce temps. On prépare la potion en jetant 3 globules dans un demi-verre d'eau, à laquelle on ajoute 5 ou 6 gouttes d'esprit de vin. Le malade en prendra une cuillerée à bouche le matin et le soir. Lorsque l'amélioration se manifestera, il n'en prendra qu'une cuillerée par jour ;

5° A moins qu'il n'y ait urgence d'agir immédiatement, il faut laisser quelques jours d'intervalle (quatre jours, au moins) entre chaque médicament ;

6° Enfin, nous recommandons de choisir avec soin le médicament, et de ne pas se presser de passer à un autre sans motif sérieux. Souvent, l'amélioration est longue à se prononcer. L'essentiel, c'est que le médicament n'empire pas l'état du malade, ce dont il est facile de s'apercevoir. Nous n'avons pas besoin d'observer que l'aggravation qui se déclare le second ou le troisième jour est presque toujours d'un bon augure. Le plus prudent est de suspendre momentanément le médicament, et d'attendre le retour du mieux, qui ne tarde pas à se produire. Dans tous les cas, il ne faut pas donner trop d'importance à ces aggravations médicamenteuses, qui sont loin d'être admises par tous les membres de l'école homœopathique.

RÉGIME. — Rien de plus important que le régime dans le traitement de la phthisie. Il doit être essentiellement réparateur, et se mesurer exactement à la capacité digestive du sujet. Depuis ces derniers temps, il s'est dégagé de l'étude de la phthisie une vérité considérable, c'est que l'alimentation joue un rôle immense dans le traitement de cette terrible maladie. Le phthisique qui conserve l'énergie de ses fonctions digestives, ne doit jamais désespérer. Les médecins anglais regardent comme guéri un phthisique chez lequel l'embonpoint a reparu. Ils emploient, dans ce but, des frictions avec de la graisse sur le corps du malade, et la font entrer en proportion notable dans son alimentation ; mais ces pratiques sont défectueuses et n'amènent pas le résultat désiré. Rien n'égale, suivant nous, un bon appétit et de bonnes digestions pour ramener l'embonpoint chez le phthisique. L'hygiène et la thérapeutique doivent, chacune en ce qui la concerne, favoriser et entretenir ces éléments d'une parfaite nutrition. Il faut écarter tout médicament qui puisse porter atteinte à l'énergie des forces digestives ; sous ce rapport, l'huile de foie de morue doit être hautement bannie. Des aliments faciles à digérer, surtout un régime animal composé de viandes rôties et un peu saignantes, voire même la viande crue quand elle est facilement acceptée. .

L'estomac étant un organe très capricieux, qui n'accepte que difficilement un régime exclusif, c'est ici le cas d'avoir la main légère et habile, afin de ne pas, par des prohibitions maladroites et intempestives, contrarier l'œuvre de réparation. Un malade qui ne mangerait que de la viande, serait engoué, écœuré au bout de huit jours (1) ; l'appétit l'abandonnerait. Le mélange de végétaux, fruits ou légumes, est indispensable pour composer de bonnes et de fertiles digestions. Qu'on le fasse seulement dans une sage proportion.

Nous recommandons comme d'utiles adjuvants, des promenades, soit à pied, soit à cheval, la gymnastique, l'escrime, la chasse même. Il ne faut pas craindre d'exposer le phthisique au grand air, dès qu'il aura la force et l'envie de sortir. On corrigera, par des lavages à l'eau froide de la partie supérieure du corps, la sensibilité exagérée de la peau à l'impression du froid, et la trop grande facilité du malade à s'enrhumer.

On a beaucoup vanté dernièrement l'action des balsamiques et, principalement, la respiration d'un air imprégné des émanations

(1) En présence d'une répugnance insurmontable pour la viande crue, nous avons fait préparer à M. Charlas, pharmacien, un sirop de jus de viande crue extrèmement agréable à prendre, qui nous a toujours donné d'excellents résultats.

du goudron. Nous l'avons expérimenté nous-même dans quelques circonstances qui nous ont paru favorables à cet essai, et nous pensons qu'on peut les joindre utilement au traitement ci-dessus indiqué. La meilleure manière, comme aussi la plus simple, d'en user, consiste à répandre chaque nuit, dans la chambre du phthisique, des émanations de goudron, au moyen d'un appareil *ad hoc*. Nous ne nous sommes jamais aperçu que ces émanations aient contrarié ou détruit l'action des substances médicamenteuses.

L'émigration dans un climat plus doux, à laquelle les anciens médecins attachaient une si grande importance, présente de nombreux inconvénients à côté de petits avantages. Elle n'est, du reste, qu'à la portée de très peu de malades. Il en est de même des voyages sur mer.

Tel est l'ensemble des moyens que l'on peut mettre en œuvre pour traiter la phthisie pulmonaire. Nous ne craignons pas d'avancer que ce traitement l'emporte de beaucoup sur les autres, tant par la douceur et presque l'humanité des procédés, que par le nombre relatif des malades qui peuvent y trouver la guérison.

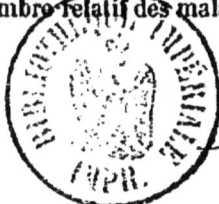

DU MÊME AUTEUR :

Traitement homœopathique des maladies des yeux. — Barcelonne, 1863 (ouvrage écrit en espagnol).
Traitement homœopathique du choléra. — Toulouse, 1865.

Toulouse — Typogr. L. Hébrail, Brdass et Comp., rue de la Pomme, 5.

www.ingramcontent.com/pod-product-compliance
Lightning Source LLC
Chambersburg PA
CBHW070157200326
41520CB00018B/5434